AF467243

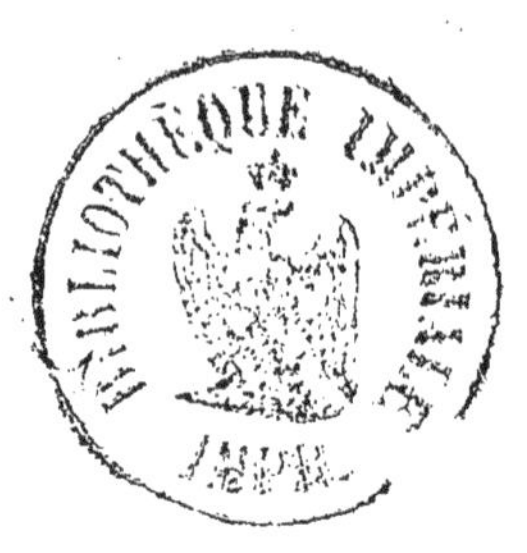

MÉMOIRE

SUR LE

BEC-DE-LIÈVRE.

MÉMOIRE

SUR LE

BEC-DE-LIÈVRE,

ET SPÉCIALEMENT

SUR UN CAS REMARQUABLE

DE CE VICE DE CONFORMATION,

PAR

Le Docteur Lefebvre,

Médecin à Joinville (Haute-Marne).

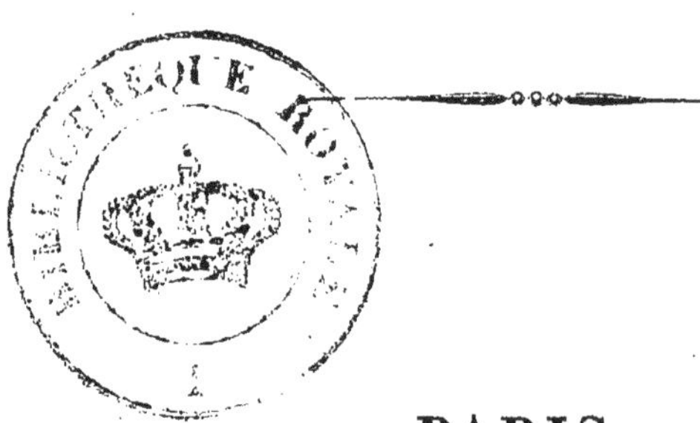

PARIS.

IMPRIMERIE DE BOURGOGNE ET MARTINET,

RUE JACOB, 30.

DÉCEMBRE 1837.

MÉMOIRE

SUR LE

BEC-DE-LIÈVRE,

ET SPÉCIALEMENT

SUR UN CAS REMARQUABLE

DE CE VICE DE CONFORMATION.

En chirurgie, les observations parlent mieux à l'esprit qu'une description purement théorique. Rattacher les inductions et les réflexions physiologiques, pathologiques et thérapeutiques aux faits positifs établis dans une observation, au fur et à mesure que le sujet le réclame, est l'ordre le plus naturel pour décrire l'histoire d'une affection chirurgicale et pour raisonner un procédé opératoire. C'est une clinique écrite, et c'est avec la clinique seule que l'on devient praticien.

Le mémoire que je publie pourra offrir quelque intérêt en ce qu'il ajoute une page à la description trop courte du bec-de-lièvre. Les auteurs ne s'étendent pas beaucoup sur ce vice de conformation. Au fait, quand il s'agit seulement d'une division de la lèvre, il y a peu de chose à en dire; la maladie, ainsi que le moyen d'y remédier, sont des plus simples. Il n'en est pas de même lorsqu'une difformité semblable à celle qui fait le sujet de ce mémoire se présente au médecin. La séparation du voile du palais, l'écartement des os qui forment la voûte palatine, la double division de la lèvre supérieure et une saillie osseuse considérable située au-dessous du nez, constituent un hideux vice de conformation, sans compter l'influence qu'il a sur la vie organique de l'individu. C'est sur cette espèce de difformité, qui a été plutôt indiquée que traitée dans les ouvrages de chirurgie, que je viens aujourd'hui appeler l'attention des médecins. Peu versé dans la littérature médicale, et la pratique absorbant tous mes instants, je réclame l'indulgence de mes confrères sur la manière dont ce mémoire est écrit. Le style n'en est pas élégant, tant s'en faut, mais les faits y sont exposés avec vérité et avec toute la bonne foi d'un médecin consciencieux.

Le bec-de-lièvre (*labium leporinum*) est toujours, ou presque toujours, situé à la mâchoire supérieure. En cela, la nature a montré une sagesse conservatrice. S'il se rencontrait à la lèvre inférieure, il aurait l'inconvénient de mettre l'enfant dans l'impossibilité de retenir sa salive, dont l'écoulement habituel est tout à la fois un objet de dégoût, et plus encore, une cause de maladie. Ce fluide étant perdu, la digestion ne se fait pas complètement; le malade tombe dans le marasme, et il périrait si l'on ne l'opérait pas de bonne heure. Tronchin rapporte une observation d'un bec-de-lièvre situé à la lèvre inférieure. La malade ne recouvra la santé et les forces que lorsqu'il l'eut opérée et qu'il eut arrêté ainsi l'écoulement de la salive. Toutefois la plupart des auteurs disent qu'ils ne l'ont jamais remarqué qu'à la lèvre supérieure.

Le bec-de-lièvre tire l'origine de son nom de la ressemblance que l'on a cru trouver entre la lèvre supérieure ainsi divisée, surtout lorsque la division est double, et celle du lièvre, qui en effet est séparée en deux parties égales. On en trouve la description dans tous les Traités de chirurgie. Outre cela, nous possédons encore d'assez nombreuses monographies sur ce sujet, entre autres :

Hofmann (Joan. Philip.), *De labiis leporinis*, in-4°. Heldelbergæ, 1686.

Schwalbe (Christop. Georg.), *De labiis leporinis*. Diss. in-4°. Helmstad, 1744.

Bidermann (Jacobus). *De labio leporino specimen inaugurale*. Diss. in-4°. Argentorati, 1770.

Locher. *Cogitata quædam de operatione labii leporini*. Diss. inaug., in-4°. Ienæ, 1792.

Reil. *De morbis variis quibus labium leporinum curatur*. Diss. in-4°. Halæ, 1798.

Robin (Pierre). *Essai sur le Bec-de-lièvre*. In-8°. Paris, 1803.

Haguette (Pierre-Nicolas), *Sur le Bec-de-lièvre naturel*, in-4°. Paris, 1804.

Hérissant, Georges de La Faye, Louis, Desault, ont consigné des articles sur le bec-de-lièvre dans les Mémoires de l'Académie de médecine et dans les journaux de chirurgie. Celui de Louis est remarquable par la doctrine qui y est exposée sur le traitement des plaies simples. Il fit faire un pas immense à la chirurgie, dont les ouvrages, à cette époque, étaient encombrés de formules d'onguents, d'emplâtres et d'autres compositions pharmaceutiques, qui s'opposaient plutôt à la réunion immédiate des plaies qu'ils ne favorisaient leur guérison. C'est de ce temps-là que date la simplicité dans les pansements, la réunion immédiate des plaies, et la méthode d'abandonner à la nature le soin de guérir les plaies simples.

Après avoir raconté l'histoire de l'enfant sujet de cette observation, décrit la difformité et le mode opératoire que je lui ai opposé, il ne sera pas hors de propos de m'étendre sur la manière de construire et de placer l'obturateur, qui était indispensable pour achever de corriger ce vice de conformation et compléter sa guérison. Il est indispensable que la description des obturateurs de la voûte palatine trouve sa place à la suite d'un article sur le bec-de-lièvre, et c'est encore ce que les auteurs qui en ont traité *ex professo* n'ont pas fait.

Alexis Lombard est né à Montiers-sur-Saux, département de la Meuse, le 15 janvier 1831. Son père est scrofuleux, et depuis l'âge de treize ans une tumeur blanche s'est fixée à son genou gauche, où elle a suppuré jusqu'en 1827. Sa santé paraît meilleure aujourd'hui, quoique sa constitution soit visiblement lymphatique. La mère de l'enfant est saine. La difformité que cet enfant présente en naissant à la lèvre supérieure, la double fente de cette lèvre, la saillie de l'os maxillaire, l'écartement du palais, en font un objet hideux. Il ne fut pas allaité par sa mère. On l'éleva à sec en cherchant à le nourrir avec du lait, ce qu'on ne pouvait obtenir qu'avec la plus grande peine : une partie du liquide revenait par le nez, et la moindre quantité descendait dans le pharynx. L'instinct de l'enfant le porta à introduire la main dans la bouche pour obstruer le palais et empêcher le lait de sortir par les fosses nasales; de cette manière, il en avalait un peu, mais si peu, qu'au bout de quelques mois il devint d'une maigreur affreuse, et la peau de toute la surface de son corps s'excoria. Pendant quinze à dix-huit mois on le pansa avec un linge enduit de beurre frais, et à chaque pansement ce linge était taché de sang. Les os se courbèrent après s'être ramollis; la colonne épinière, le sternum, le tibia, furent les parties sur lesquelles la maladie rachitique porta principalement son influence. Le tiers inférieur de la région du dos était occupé par une tumeur qui semblait être d'abord un abcès par congestion, mais qui s'est terminée par résolution. On s'est contenté d'y faire des frictions sèches avec de la flanelle et d'y entretenir beaucoup de chaleur. L'enfant bavait continuellement; à travers les fentes de la lèvre s'écoulaient les mucosités du nez, qu'il expulsait au dehors en les dirigeant sur la pointe de la langue, sortie de la bouche, et à l'aide d'une expiration forte et brusque. Les aliments s'engouffraient dans les cavités nasales, et l'on était à chaque instant obligé de les extraire au moyen d'une petite curette en bois. A trois ans, Alexis ne marchait pas encore. Des nourritures plus solides lui sont présentées, il les précipite dans le pharynx à l'aide d'une cuillère qu'il insinue jusqu'au fond de cette cavité et en inclinant fortement la tête en arrière. Enfin, la nutrition s'opère, les forces se développent, et avec elles un caractère très vif; il sent le besoin de se transporter ailleurs. Il s'apprend à marcher en s'asseyant sur une chaise, qu'il fait mouvoir avec ses mains et ses pieds, ce qu'il exécute avec la plus grande vitesse. A trois ans et demi, il commence à se tenir debout et à faire quelques pas, mais ce n'est pas sans tomber très fréquemment. La chute porte principalement son action sur la saillie des os incisifs, qui s'enfle et saigne chaque fois que cet accident lui arrive; en un mot, son éducation physique est des plus pénibles. La parole était gênée et fatigante : obligé de remplir d'air ses cavités nasales avant de proférer un son, la respiration était lassée; aussi toussait-il presque toujours, et une oppression continuelle l'accablait lorsqu'il faisait le moindre mouvement. Il était encore tourmenté par des sueurs abondantes. Tant de causes de destruction devaient mettre un terme prochain à son existence. Plus l'enfant grandissait, plus la saillie osseuse se prononçait, et plus l'écartement du double bec-de-lièvre était grand. Le nez était dévié à gauche, et l'œil obliquait du même côté; quatre dents incisives étaient implantées à la saillie de l'os maxillaire; leur direction était en avant et presque horizontale. Une dent a été cassée, il y a deux ans et demi, d'un coup de sabot qui lui a été porté par un enfant. Une autre dent a été arrachée par un médecin, dans l'intention de commencer le traitement.

Ces détails sont écrits sous la dictée de la mère.

Sur la fin d'octobre dernier, Alexis Lombard m'est présenté. Il est âgé de six ans et dix mois. Sa taille est peu développée; il a un aspect lymphatique qui tient sans doute à son genre d'alimentation; le rachis offre à peine des traces de ses anciennes incurvations, le tibia est courbé, et le genou gauche incliné en dedans, de sorte que cette articulation se heurte fréquemment avec celle de droite, surtout dans la marche accélérée. Outre sa courbure, le tibia gauche présente à son tiers supérieur une crête osseuse bien prononcée. Le moral de cet enfant n'est pas celui que l'on remarque communément chez les rachitiques; vif, enjoué, d'un caractère décidé, d'un jugement précoce et fort au-dessus de son âge, il s'aperçoit déjà de l'effroi qu'il inspire aux petits et de l'horreur que les grands éprouvent à son approche. Ce sujet ne me paraît être né ni scrofuleux ni rachitique, les raisons que nous développerons plus tard avaient amené cette disposition, disposition qui s'est corrigée et se corrigera sous l'influence du concours d'autres circonstances.

Voici en quoi consiste son hideux bec-de-lièvre : A l'extérieur, d'abord, une fente occupe toute la hauteur de la lèvre supérieure et s'étend sur le côté droit de l'aile du nez, en pénétrant dans la cavité de cet organe; cette division a sept lignes de hauteur sur quatre lignes d'écartement; à gauche de la lèvre, et aussi dans la ligne de l'aile externe du nez, une autre fente occupe les deux tiers inférieurs de la lèvre, avec écartement d'un peu plus de deux lignes; les bords de cette division congéniale sont recouverts d'une membrane ou pellicule semblable à celle qui revêt le bord rouge des lèvres. Cette organisation se remarque dans tous les cas de bec-de-lièvre qui ne sont pas la suite d'une lésion traumatique. L'espace compris entre les divisions, ou le double bec-de-lièvre, forme un lobe moyen qui a toute la largeur du nez, et dont la base répond en haut et le sommet tronqué en bas; il est dirigé en avant et presque horizontalement appuyé sur une saillie de l'os maxillaire supérieur, où il adhère dans toute son étendue. Nous donnerons plus loin les dimensions de ce bec osseux. L'écartement résultant de la division de la lèvre et de la séparation des os maxillaires étant plus considérable à droite qu'à gauche, le nez se trouve entraîné dans cette dernière direction, et avec lui la cloison des fosses nasales; ce qui augmente encore, s'il est possible, cette difformité. On croirait voir un nez de chat. Ce lobe moyen est bien une portion de la lèvre supérieure, et non un tubercule, comme cela arrive le plus communément dans la plupart des becs-de-lièvre. A la partie inférieure et antérieure de la saillie osseuse existent encore deux dents incisives qui suivent la direction des os. La portion des os maxillaires qui soutiennent les dents incisives est séparée du reste de la mâchoire, et forme deux os particuliers qui existent dans certaines classes d'animaux, où elle a reçu le nom d'*os incisifs*. Ils sont séparés des os qui forment la voûte palatine par deux rainures se réunissant en arrière, et forment, en se prolongeant, une fente unique jusqu'au voile du palais, qui lui-même est divisé du haut en bas avec absence presque totale de la luette. A peine si l'on s'aperçoit de quelques traces de ce tubercule. L'écartement de la voûte du palais représente un Y, dont les deux branches divergentes se dirigent en avant, et se perdent dans la double séparation de la lèvre supérieure. Le plan supérieur et moyen des os incisifs se continue avec la cloison des fosses nasales et fait corps avec elle. Sa solidité est telle qu'on ne peut avec les plus grands efforts les repousser en arrière. La pointe de la langue étant continuellement portée en avant, et pressant sur l'arcade alvéolaire, peut bien être la cause qui a dirigé en avant les os incisifs lorsqu'ils étaient encore dans un état de mollesse. Les lèvres étant divisées, et n'ayant pas de force de répulsion, n'ont pu s'opposer à la tendance que les os avaient à se porter en avant. L'écartement du voile du palais et de la voûte palatine est de sept lignes aux extrémités et de huit lignes à la partie moyenne; du bord alvéolaire aux piliers, il y a un pouce dix lignes. Cette voûte est déviée ou inclinée à gauche, ainsi que la cloison des fosses nasales, qui, du reste, suit la direction du nez. A travers cet écartement, on peut distinguer l'intérieur de cet organe, suivre de l'œil ses anfractuosités et distinguer parfaitement ses cornets. C'est surtout lorsque la vue plonge dans la profondeur de la face, qu'on ne peut se défendre d'un sentiment de dégoût des plus marqués. Tout ce que l'on peut dire, c'est que cette difformité est insupportable.

Pauvre enfant! pour sa bienvenue dans ce monde, la nature le dote d'un hideux vice de conformation qui le condamne à la plus misérable existence, le rend l'horreur de tous et le proscrit de la grande famille des hommes! C'était assez du triste présent de la vie!

La voix revêt un caractère particulier. La colonne d'air qui sort des poumons pour la former, se perd en grande partie dans les cavités nasales, et ce n'est que lorsque ces cavités sont remplies d'air que l'excédant sort par la bouche et produit des sons sourds, nasillards, à saccades, un cri sauvage en un mot. Les consonnes labiales ne peuvent être articulées, en raison de la division des lèvres; l'écartement des os du palais s'oppose à ce que les sons vocaux soient nettement formés. Enfin, les mots sont mal articulés et à peine intelligibles. Une inspiration sert à deux ou trois mots, et les poumons sont constamment fatigués. Les yeux de cet enfant s'animent, ses bras sont agités de mouvements en tous sens, il cherche à se faire comprendre par la pantomime. Dès qu'il veut s'exprimer avec vivacité, on ne l'entend plus.

Les efforts de la respiration pour produire la parole, chez un sujet à imagination vive, devaient avoir une grande influence sur les fonctions des poumons. Aussi était-il toujours haletant, et je ne doute pas qu'il n'eût succombé, par la suite, à une lésion de ces organes.

C'est surtout dans l'impossibilité d'opérer l'insalivation, la mastication, et de pouvoir diriger le bol alimentaire dans le pharynx, que je vois chez cet enfant la cause la plus puissante de mort. Examinons encore le passé, voyons le présent, et tâchons de lire dans l'avenir, afin de nous convaincre de la vérité de cette assertion.

Aussitôt né, sa mère lui présente le sein, mais le lait refoule dans le nez et il s'écoule au dehors par les divisions des lèvres. On s'imagine que les bouts de seins ne sont pas assez formés et ne jettent pas le fluide assez loin dans le pharynx ; qu'en lui donnant une nourrice dont les bouts ou mamelons sont allongés, on obtiendra le résultat désiré. Cet espoir ne se réalisa pas. Dès lors on renonça à l'idée de lui donner à téter, et il fut élevé à sec avec du lait pur ou coupé d'eau d'orge. Cet allaitement artificiel réussit mieux, ou, pour être plus exact, moins mal. La plus grande partie du lait retournait encore par le nez et par la bouche, et l'enfant aurait infailliblement péri en peu de temps s'il n'avait pas eu l'instinct d'introduire son poing dans la bouche, d'obstruer ainsi la communication de la bouche avec les fosses nasales, par où le liquide se perdait, étant détourné de sa voie naturelle. Enfin, une certaine quantité de lait descendant dans l'estomac, où il était digéré, suffit au besoin des organes intérieurs, qui s'en emparèrent d'abord et en firent leur profit aux dépens de la peau et des membres, qui, privés de sucs réparateurs, tombèrent bientôt dans le marasme ; les os se ramollirent, se courbèrent, et offrirent l'état de rachitisme le plus prononcé. Nous avons dit plus haut de combien d'accidents les trois premières années de la vie de cet enfant furent traversées, il est inutile d'y revenir encore.

Cependant, l'économie animale réclame des nourritures plus substantielles, on les lui donne. En raison de leur liaison, de leur solidité, leurs molécules ont moins de tendance à se séparer; aidées de leur propre poids, elles coulent et descendent avec plus de facilité dans le pharynx, et l'enfant commence à se développer; les tissus durs reprennent de la solidité, les incurvations disparaissent, et il sent vers trois ans le besoin de se mouvoir. Les facultés intellectuelles prennent de l'essor; en un mot, tout se ressent chez lui des bienfaits d'une alimentation plus complète. Mais la voix accentuée lui manque presque totalement, les poumons qui sont chargés de faire exécuter cette fonction ne s'en acquittant qu'avec peine; aussi est-il essoufflé, des sueurs abondantes l'énervent, etc. Voilà pour le présent. Ajoutons encore à cela que la mastication est laborieuse, parce qu'il fait d'inutiles et continuels efforts pour empêcher les aliments de passer dans les fosses nasales. Ce qu'il boit reflue dans le nez au moyen de la fente du palais et des lèvres. Quand il emplit sa bouche d'eau et qu'il la tient fermée, il peut faire jaillir cette eau par les narines, comme les *Souffleurs*, espèce de cétacés. La sputation ne peut pas avoir lieu, par les mêmes raisons, et la salive s'écoule en bavant sur la lèvre inférieure.

Aujourd'hui cet enfant mange en jetant les aliments au fond de sa bouche, comme on avale une pilule. De cette manière, ils ne sont ni mastiqués, ni insalivés; mal préparées pour la digestion, les nourritures passent rapidement dans l'estomac, la chylification est imparfaite et la nutrition languit.

Aussi est-il obligé de faire au moins dix repas par jour, et l'estomac se fatigue.

L'avenir se présente sous de plus tristes couleurs. Est-il à supposer que cette alimentation, composée de bouillies, de fruits cuits, de viandes ou de pain, dont la mastication et l'insalivation ne sont pas faites, pourra suffire pour créer et entretenir le corps d'un homme? Non; telle nourriture, telle constitution, avec une alimentation peu ou point substantielle, on n'obtiendra qu'un physique grêle, pâle, sans énergie, et une mort prématurée en sera la conséquence. Et ce passage du mucus nasal dans la bouche, de là dans l'estomac, et la perte de la salive, qui s'écoule continuellement dans le nez, n'ajoutent-ils pas encore aux causes de destruction chez ce sujet?

Tout cela posé, il aurait été convenable de chercher à remédier à ce vice de conformation plus tôt que plus tard; suivre en cela le conseil de Boyer, qui dit qu'on doit opérer très jeunes les enfants atteints du bec-de-lièvre, quand l'écartement des bords de la lèvre s'oppose à la succion, ou que l'ouverture du palais est tellement considérable, que la plus grande partie du lait versé dans la bouche revient par les narines. Il est rare, ajoute ce praticien, que la conformation naturelle soit altérée à ce point; mais dans le cas où cela existe, la vie de l'enfant est compromise, sa maigreur fait des progrès effrayants et rapides, et l'on ne doit pas redouter de l'opérer prématurément. Si Alexis n'a pas été opéré plus tôt, la faute n'en est pas aux parents; ils cherchèrent du secours près d'un grand nombre de médecins, et presque tous reculèrent devant les difficultés qu'il y avait à vaincre pour le débarrasser de sa hideuse difformité. Quand on le soumit à mon examen, je fus plus entreprenant, je promis de l'opérer, j'en avais la volonté ferme, et je voulais par là rendre à la vie et à la société un enfant qui allait être arraché à l'une et à l'autre.

Lorsque les lèvres ont acquis assez de fermeté pour ne pas se déchirer sous les aiguilles, il faut combattre le plus tôt possible le bec-de-lièvre, parce que presque toujours, et comme Alexis en offre un exemple, cette difformité tend incessamment à s'accroître. Les bords de la division sont entraînés par les muscles diducteurs des lèvres, et les rend plus difficiles à être rapprochées et à être maintenues réunies; ce qui a fait croire aussi qu'il y avait perte de substance dans le tissu des lèvres. Louis a combattu avec avantage cette hypothèse; il a démontré que l'écartement ayant toujours une grande tendance à s'augmenter, et les principes nutritifs ne pouvant passer d'une division à l'autre, ces tissus recevaient moins de sang, et par conséquent se développaient moins. Cette maigreur des tissus explique pourquoi on éprouve un si grand tiraillement en voulant les rapprocher, phénomène que l'on observe assez long-temps après la guérison.

Les auteurs ont été partagés sur l'avantage d'opérer quelques instants après la naissance ou d'attendre que l'enfant fût déjà raisonnable. Il y a du bon et du mauvais dans chaque manière de se conduire. En pareil cas, je pense qu'un chirurgien qui raisonne et observe, doit prendre un juste-milieu entre les dissidences d'opinions, et agir la plupart du temps d'après son génie et son tact.

A l'égard d'Alexis, mon avis est qu'il aurait mieux valu qu'il fût opéré il y a deux ou trois ans. Le rapprochement de la fente du palais aurait été plus facile à s'effectuer; l'on en sent la conséquence sur les fonctions digestives, et par conséquent sur la vie et la force de la constitution de cet enfant. Que l'on calcule combien un sujet peut s'accroître s'il mâche, insalive et digère bien, et combien il doit dépérir s'il mâche, insalive et digère mal, et cela pendant deux ou trois ans! En outre, les os incisifs faisant saillie, auraient peut-être pu être repoussés en arrière au moyen d'une pression et d'un bandage méthodiquement construit et convenablement appliqué, lorsque ces os n'avaient pas acquis encore autant de solidité. Cette complication fâcheuse ayant disparu, on n'aurait plus eu affaire qu'à un double bec-de-lièvre pur et simple.

En général, tous les auteurs s'accordent à dire que le pronostic est d'autant plus grave que le sujet est plus avancé en âge et que la lésion est accompagnée de complications plus multipliées. Sous ce rapport l'observation que je publie ne le cède à nulle autre en raison de toutes les circonstances apparentes.

Ici, les indications à remplir pour guérir Alexis Lombard étaient, 1° d'enlever ou de faire disparaître la saillie osseuse des os maxillaires supérieurs; 2° de rafraîchir les bords des divisions congéniales de la lèvre; 3° de rapprocher ces bords rafraîchis, de les maintenir en contact jusqu'à leur parfaite cicatrisation; 4° d'appliquer un obturateur, afin de faire disparaître la communication entre la bouche et les fosses nasales, et par là éviter que les aliments ne passent dans ces cavités; d'ajouter à la plaque obturatrice une luette artificielle et quatre dents incisives.

Avant de décrire le procédé opératoire tel que je le pratiquai sur l'enfant dont il est question dans ce mémoire, je vais me livrer à l'examen critique des motifs qui m'ont engagé à adopter tel moyen ou tel instrument plutôt que tel autre.

Pour faire disparaître la saillie des os maxillaires, il était à propos ou de les refouler en arrière ou d'en faire la résection. J'ai dit que chez un individu déjà âgé, les os ont acquis trop de solidité, formant corps commun avec la cloison du nez, pour espérer d'obtenir ce résultat au moyen d'un appareil mécanique. Afin de juger du degré de résistance de cette saillie, j'appuyai fortement les doigts sur elle, et malgré une pression en arrière assez grande, je ne pus amener le moindre rapprochement; j'aurais plutôt fracturé les pièces osseuses. Avant moi, un médecin distingué avait essayé d'appliquer une plaque comprimante qui n'amena qu'un gonflement du lobe moyen de ce bec-de-lièvre, avec douleur dans cette partie; force fut d'en rester là. Si l'on avait à traiter un jeune sujet, dont les os par conséquent ont encore de la mollesse, il faudrait tenter de refouler les os incisifs en arrière, de manière à rétablir l'arcade alvéolaire dans sa configuration naturelle. Le tourniquet de J.-L. Petit, modifié selon l'état des parties, me semble l'instrument le plus propre à remplir cette indication. Les pelotes devraient être garnies d'un tissu doux, afin que le contact n'en fût pas douloureux, et qu'il n'occasionnât pas, par la suite, d'excoriations. Il y a toujours un très grand inconvénient à interrompre la pression; en quelques instants les organes reprennent leur ancienne situation, et il faut recommencer sans avoir rien obtenu. La pression devrait porter sur la plus large surface possible, être insensiblement graduée et toujours continuée. D'abord lente, on pourrait l'augmenter de moment en moment sans craindre qu'il en résultât les moindres accidents qui forçassent à renoncer à ce moyen.

Il y a quelques années, lorsque je vis Alexis pour la première fois, considérant que sa vie était dans le plus grand danger en ce que la déglutition ne s'opérait pas, j'eus l'idée de tenter d'obtenir le rapprochement des os du palais en appliquant le tourniquet de J.-L. Petit sur les joues, au-dessous de l'os zygomatique, dans les fosses canines, en un mot. Plus tard j'aurais pratiqué l'opération du bec-de-lièvre, après avoir fait disparaître le prolongement des os incisifs. L'état de marasme si voisin de la mort qu'il offrait en ce moment, m'a seul empêché de mettre mon idée à exécution: je la recommande aux méditations des praticiens. Que l'on compare l'effet que l'on doit obtenir de l'emploi de cet instrument, avec ce que l'on peut attendre d'une pression exercée d'avant en arrière, sur l'os saillant ou sur des dents proéminentes, au moyen d'un fil de soie ou de métal, attaché aux dents voisines et passant au-dessus de celles qui sont dirigées en avant. Ceux qui ont indiqué ce procédé disent qu'il convient d'augmenter chaque jour la constriction du fil, et par conséquent la force d'action qui tend à replacer l'os ou les dents déviées. Mais la pression du fil porte sur une trop petite étendue, il peut couper le collet de la gencive, ou détacher la dent si elle est surtout de la première évulsion. Quand le sujet a déjà de l'âge, c'est un bien faible moyen qu'un fil pour repousser des os ou des dents et les ramener à leur rectitude normale. Je doute fort qu'on l'ait jamais tenté.

Si l'on a à traiter un cas où il existe seulement des dents qui se dirigent en avant, le plus court parti c'est de les arracher ; la difformité qui doit résulter de la privation d'une ou de plusieurs dents, n'est pas à comparer à ce qu'offrent de désagréable pour la figure ces petits os saillants en avant, relevant la lèvre supérieure et gênant la prononciation d'une manière notable.

Ne voyant rien de satisfaisant dans ces divers procédés et ne pouvant nullement compter sur aucun résultat, si je les mettais à exécution, je résolus de faire la résection des os incisifs trop saillants. J'avais à choisir entre les tenailles et la scie. Examinons quel est l'instrument le plus convenable. Mais avant tout il faut détruire avec le bistouri les adhérences que la lèvre aura contractées avec la portion d'os que l'on se propose d'enlever ; porter ensuite la pointe de cet instrument sur la membrane alvéolaire pour la couper, en traçant le chemin que doivent parcourir les tenailles incisives ou la scie.

La manière d'agir des tenailles incisives est successivement de serrer, d'affaisser les lames osseuses, de les rompre en les écaillant, et de donner une section peu nette et avec éclats. Des molécules de l'os peuvent se détacher, entraînées par la suppuration, et amener la carie, surtout si on le laisse en contact avec l'air extérieur. Quand on a eu occasion de scier une portion d'os maxillaire dans laquelle se trouvent des racines de dents implantées, qu'on en a constaté la dureté, il est difficile de se rendre compte comment des tenailles incisives auront assez de force pour en faire la résection. Je ne me suis pas servi de ces instruments et je ne conseille à personne de le faire. Ce moyen doit être d'une exécution pénible, pour ne pas dire dangereuse.

La scie est un instrument facile à manier, que l'on porte et que l'on dirige comme on veut. L'essentiel est que sa lame soit forte, bien trempée, à dents très petites et rapprochées, afin de scier sans occasionner de secousses et prévenir un ébranlement qui pourrait se communiquer au cerveau, y déterminer des accidents. La section de l'os est nette, sans aspérités, les tissus mous peuvent y être appliqués sans inconvénient. La scie doit avoir de quatre à six pouces, et la lame sera fabriquée avec un ressort de montre, capable d'entamer de l'acier.

Quand on scie les os maxillaires pour le cas dont il s'agit ici, il est important de ne pas en sacrifier plus qu'il ne convient. Desault a observé qu'après l'extraction des incisifs, le bord alvéolaire se rétrécit à proportion de la perte de substances qu'on lui a fait éprouver, qu'il y a rétrécissement de la face, que les dents des deux mâchoires cessent de se correspondre, de manière à gêner la mastication et à donner à la partie inférieure de la figure une expression désagréable, connue vulgairement sous le nom de menton de galoche, avec emboîtement de l'arcade dentaire supérieure dans l'inférieure. Il vaut mieux que l'os fasse une légère saillie, qui s'accommode bien avec la forme que doit revêtir la lèvre supérieure, dont la partie moyenne présente une élévation assez sensible. Ce même chirurgien, après avoir enlevé des portions d'os incisifs, vit toujours survenir l'affaissement et la dépression de la face, ce qui l'obligea de renoncer à cette manière d'agir. Il n'eut plus recours par la suite, pour corriger les saillies osseuses ou des dents, qu'à la compression au moyen d'un appareil méthodique. Bichat a observé que les os incisifs, presque complétement isolés et faiblement attachés en haut, cèdent facilement à la force qui les repousse en arrière. Il a beaucoup compté, et avec raison, sur le refoulement de ces os, amené par la pression de la lèvre, une fois qu'elle est guérie de son bec-de-lièvre; c'est ce qui arrive lorsqu'on opère un enfant avant sa quatrième année. Il n'en est pas de même lorsque les os ont acquis trop de solidité, il faut de toute nécessité en faire la résection. Mais pour éviter une dépression de la face, on tiendra compte de combien les os doivent se refouler en arrière, et on laissera encore déborder un peu la saillie ou prééminence osseuse.

Une question à résoudre se présente ici. Lorsque l'os incisif est scié, doit-on attendre que cette lésion, que l'irritation qu'entraîne cette opération, soit tombée, pour s'occuper de celle qui est relative au bec-de-lièvre? Les auteurs ont tous répondu affirmativement. Je me permets de n'être pas du tout de leur avis. Pourquoi donc faire une opération en deux temps et même en trois lorsque le bec-de-lièvre est double? Il est peu convenable, sous tous les rapports, de faire souffrir deux ou trois fois un enfant; l'opération ne peut qu'y perdre en régularité. Bien plus que cela, la portion d'os sciée ne pourra être mise à l'abri du contact de l'air qu'en la recouvrant avec la lèvre. Par cette conduite on obtiendra une prompte et bonne cicatrisation, au lieu des accidents de la suppuration de la carie, qui peuvent survenir si l'on suit une méthode contraire. Quelques jours suffisent pour guérir cette plaie réunie par première intention. Enfin, après la résection des os, il existe une difformité, c'est encore le cas de la cacher avec la lèvre qui va contracter une adhérence intime avec eux. Ce sont là des avantages incontestables qui feront, j'en suis sûr, partager ma manière de voir et adopter mon procédé opératoire. Quand bien même on voudrait empêcher l'adhérence de l'os scié avec la lèvre, est-ce qu'on pense qu'il serait possible d'y parvenir? Il faudrait donc isoler ces tissus au moyen d'un corps étranger interposé entre eux; mais la suppuration de l'os en serait la conséquence inévitable et la cure indéfiniment retardée. Quand on pratique une amputation, on a grand soin de ménager assez de chairs pour recouvrir l'os scié et éviter les accidents de l'exfoliation et de la suppuration. Quelle différence y a-t-il donc entre la conduite à tenir entre un os scié à la cuisse ou un os scié à la face? Je n'en vois aucune et l'on doit agir de la même manière dans l'un et l'autre cas. Je sais que la lèvre ayant contracté des adhérences à sa partie moyenne, il pourra en résulter dans l'expression de la figure quelque chose de désagréable lorsque le sujet voudra rire ou chanter. Mais cet inconvénient me paraît bien léger en comparaison de ceux qui pourraient en résulter si l'on agissait autrement. Ainsi donc, et contre l'avis de la plupart des chirurgiens, on sciera l'os et on y appliquera la lèvre lorsque l'opération du bec-de-lièvre sera pratiquée.

Avant de faire la résection des os incisifs, il n'est pas convenable de détacher la membrane alvéolaire qui les recouvre; cette dissection serait trop douloureuse et surtout trop longue; autant vaut qu'ils contractent des adhérences avec la muqueuse de la lèvre, qu'avec la gencive. On détachera avec un bistouri la lèvre supérieure de l'os maxillaire, jusqu'au-dessus de l'angle supérieur qui sépare les divisions de la lèvre; cette condition est indispensable pour que la résection des bords et leur réunion immédiate puisse être opérée. On coupera avec un fort bistouri la gencive jusque sur l'os, dans la ligne que doit parcourir la scie, et cela, afin qu'elle morde bien. Le rameau artériel qui va à la cloison des fosses nasales fournit beaucoup de sang. Ce fluide pénètre dans la bouche et dans les voies aériennes, et suffoque l'enfant. Cet incident force à suspendre de temps en temps l'opération, afin de lui donner le temps de cracher, ce à quoi on doit l'inviter. La position de la tête portée en arrière, permet au sang de s'écouler dans la bouche, mais on ne peut faire autrement : seulement, pour abréger les douleurs et ne pas voir l'asphyxie survenir, il faut se hâter dans l'opération.

Lorsque la résection des os est presque complétement terminée, il faut aller lentement, dans la crainte que la scie ne divise du même coup la membrane palatine. On s'en assure en suspendant la marche de l'instrument et en pressant légèrement sur l'os, pour ne pas le faire éclater. La mobilité de la pièce étant reconnue, un dernier trait de scie achève de la séparer : un bistouri fort et bien trempé est ensuite porté de haut en bas entre l'os et le palais, et détache ces parties avec assez de facilité et d'un seul coup. Son tranchant sera porté de préférence sur l'os, au risque d'être émoussé.

Le premier temps de l'opération étant achevé, on n'a plus qu'un bec-de-lièvre dans son état de simplicité, qu'il existe ou qu'il n'existe pas une double division. Lorsque ce dernier cas se présente, dans quel but a-t-on donné le conseil de n'opérer qu'un côté à la fois? Je n'en sais trop rien : il me semble qu'on n'obtiendra pas une cicatrice aussi régulière en opérant en deux fois qu'en une seule. S'il se présente un tubercule, on l'enlèvera; mais il faudrait que le lambeau moyen qui se trouve entre la double division des lèvres fût bien petit pour qu'on ne cherchât pas à le conserver. On ne peut assez ménager les tissus. Une trop grande perte de substance rendrait les suites de l'opération difficiles, par le trop grand tiraillement des lèvres, surtout lorsque ce vice de conformation est compliqué d'écartement des os; la rapidité de la guérison y gagnera, et encore plus la régularité des traits et la beauté de la figure.

Des ciseaux bien affilés sont les instruments les plus faciles à manier, lorsqu'il s'agit d'aviver les bords des divisions de la lèvre. Le choix de ces instruments n'est pas indifférent ; ils doivent être artistement faits. C'est des justes proportions et de la disposition convenable des lames, de l'entablure et des branches, que dépend la bonté de ces instruments. On préfère avec raison les lames dont la face externe est arrondie, ou celles dont cette partie, quoique droite, est très inclinée sur la face opposée, parce que les ciseaux ainsi construits jouissent d'une plus grande force. La disposition contraire fait que les lames, trop minces, se laissent facilement détourner en dehors par les tissus que l'on place entre elles: loin d'être coupés, ces tissus sont froissés, contus, déchirés, ce qui ne saurait avoir lieu sans occasionner des douleurs, de violentes irritations, et une coupe peu régulière.

Pour qu'elles agissent convenablement, les lames des ciseaux ont besoin d'être inclinées l'une vers l'autre, depuis leur base jusqu'à leur pointe; cette inclinaison se nomme envoilure; elle a pour objet de maintenir les lames rapprochées, et de faire que, quel que soit le degré d'ouverture, les tranchants ne se correspondent que par un seul point; elle augmente enfin la puissance de l'instrument vers sa pointe, à raison de la force avec laquelle elle tend à faire croiser les lames, disposition qui était indispensable pour compenser, à l'extrémité des ciseaux, la perte de force qui résulte de l'éloignement du point d'appui.

On a pensé pendant long-temps que les lames devaient être très minces et très évidées sur leur tranchant, afin de pénétrer plus facilement dans les tissus; ces idées ne sont pas justes. En effet, le tranchant des ciseaux est formé par l'angle qui unit une facette étroite placée le long de la face externe ou biseau de la lame, avec la face interne ou plateau de cette même lame; et si l'on veut avoir des tranchants fins, c'est en rendant cet angle plus aigu, et non en amincissant les lames, qu'il faudrait chercher à les obtenir.

L'entablure, ou seconde partie des ciseaux qui correspond au point de croisement des deux leviers, doit être médiocrement étendue et parfaitement plane. Cette dernière disposition est indispensable, afin que les lames puissent marcher librement et en conservant toujours les rapports que l'on a établis entre elles. Ces trois objets, l'étendue de l'entablure, la longueur des lames et le degré de l'envoilure, doivent être dans des dispositions rigoureusement calculées.

En arrière de l'entablure commencent les branches des ciseaux ; elles doivent être d'une longueur et d'une épaisseur proportionnées à celles des lames.

Les bistouris agissent en pressant et surtout en sciant : ils ont besoin, pour diviser les parties, qu'elles soient tendues et qu'elles aient un point d'appui. Les ciseaux agissent en pressant et très peu en sciant ; les deux lames qui les composent se prêtent un appui mutuel ; ils peuvent couper les tissus les plus flasques avec autant de facilité que les plus solides. Chacune de leurs lames fait aux corps sur lesquels elles agissent une incision séparée qui se réunit à celles du côté opposé, à raison de l'inclinaison réciproque des tranchants. Il en résulte que la section totale est composée de deux incisions obliques réunies au milieu de l'épaisseur de la partie.

Un reproche grave que l'on fait aux ciseaux, c'est qu'ils contondent les tissus avant de les couper, ce qui augmente, disent les chirurgiens qui les proscrivent, les douleurs de l'opéré. Je ne suis pas de cet avis ; la pression des tissus engourdit plutôt la sensibilité qu'elle ne la développe. Les mêmes ajoutent que ces instruments n'opèrent que des sections imparfaites, mâchées, et non susceptibles de se réunir immédiatement. L'examen le plus attentif ne montre pas de différence très sensible entre les sections par les ciseaux et celles qui résultent de l'action du bistouri. Il faut donc préférer ceux-là à ceux-ci, toutes les fois que l'on se propose de couper des tissus peu épais, isolés, mous, qu'il est impossible de tendre convenablement, et surtout des parties que l'on ne peut fixer, le malade remuant constamment. Le bec-de-lièvre réunit au plus haut point toutes ces indications; aussi la question doit être jugée aujourd'hui, et les ciseaux auront la préférence sur le bistouri, qui a besoin, pour couper, d'avoir un point d'appui; on ne peut le lui donner qu'au moyen d'un carton ou d'une plaque de bois, sur lequel on tranche. Mais les tissus fuient parce qu'ils ne sont pas soutenus, quand on fait usage du bistouri. Les ciseaux au contraire les arrêtent, les fixent, et une fois pincés entre les lames, ils ne peuvent s'échapper, et on les coupe avec la plus grande facilité. Quand on veut s'en servir, il faut les tenir ferme, embrasser toute la longueur de la lèvre que l'on doit aviver, et tout retrancher de bas en haut, d'un seul coup. Si on retirait les ciseaux à mesure qu'ils coupent, on ne ferait que tirailler les parties qui sont déjà pincées et celles qui doivent bientôt l'être. D'ailleurs en diminuant par ce mouvement la longueur de la section que fait chaque coup de l'instrument, on multiplie les incisions, ainsi que la douleur du malade et l'irritation des parties.

Je me suis étendu à dessein sur la construction des ciseaux et la manière de s'en servir, parcequ'ils n'ont été proscrits, je le pense du moins, qu'en raison de ce qu'ils n'étaient pas bien fabriqués. C'est Louis surtout qui s'éleva contre l'abus qu'on en faisait; mais avec des ciseaux qui réunissent toutes les conditions voulues pour bien couper, on obtiendra une section aussi nette qu'avec le bistouri, et elle joindra l'avantage d'être faite plus promptement : ce qui est à considérer surtout chez les enfants qui remuent sans cesse et que la douleur physique peut tuer. Dubois avait fait construire des ciseaux spécialement destinés à raviver les bords du bec-de-lièvre. Ils sont plus longs, leurs lames ont plus d'épaisseur et de solidité que les instruments droits ordinaires. Ces raisons doivent leur faire donner la préférence.

Les anciens assujettissaient les bords de la lèvre qu'il voulaient aviver entre les branches de pinces, le long desquelles ils glissaient des ciseaux ou un bistouri. Il en résultait un double point d'appui qui réunissait plus d'avantages que la lame de bois ou de carton imaginée par Louis, dont l'emploi pourrait seulement être facile si l'enfant ne s'agitait pas constamment, si le sang ne masquait pas les tissus et ne les rendait pas trop glissants.

La première idée fut d'opérer le bec-de-lièvre avec les instruments tranchants. Mais Thevenin trouvant ce moyen effrayant, douloureux, proposa de cautériser la surface arrondie de la fente des lèvres au moyen d'un pinceau trempé dans le muriate d'antimoine. D'autres cautérisaient avec le fer rouge; enfin les plus timides couvrirent les bords que l'on doit réunir avec un onguent épispastique, de manière à les dénuder de leur épiderme et mettre ensuite les surfaces opposées et irritées en contact. En agissant ainsi, il n'y a pas de réunion par première intention, qui est l'indication positive et rationnelle dans l'opération que je décris. C'est jusqu'à la base des bords de la solution de continuité qu'il faut retrancher, sans quoi ils conservent une forme arrondie, qui s'oppose à ce que les bords opposés se touchent par une surface étendue et se réunissent solidement, sans laisser de difformité, principalement au bord libre des lèvres.

Ainsi aviver ou rafraîchir les bords des divisions de la lèvre, telle est la première indication dans l'opération du bec-de-lièvre débarrassé de la saillie osseuse.

La seconde indication est de les maintenir en contact assez de temps, pour qu'ils puissent contracter entre eux les adhérences nécessaires à une parfaite réunion. Pour obtenir ce résultat, on s'est servi d'emplâtres agglutinatifs, de bandages unissants et de la suture. Jusqu'à Louis on n'avait recours qu'à la suture. Ce chirurgien considérant que ce moyen n'était prescrit par les pratriciens que dans la supposition qu'il existait une perte de substance à la lèvre, et après avoir démontré l'erreur dans laquelle ils étaient tombés, pensa que les emplâtres agglutinatifs aidés du bandage unissant suffisaient pour réunir et maintenir conjointes les divisions des lèvres. Pendant quelque temps, son autorité fit loi. Cependant on reconnut l'insuffisance de ce procédé et on en revint à la suture; elle est universellement usitée aujourd'hui.

En effet, les emplâtres agglutinatifs sont trop peu solidement contentifs, lorsqu'il s'agit d'une plaie où toute l'épaisseur des lèvres se trouve compromise; ils ne peuvent lutter contre l'action sans cesse rétractive des muscles diducteurs des lèvres, et le moins qu'il en résulterait, serait que leur partie inférieure se dérobât à l'action des emplâtres, ce qui nécessiterait encore une seconde opération par la suite. Dans notre observation surtout, ce moyen est trop faible et il ne convient nullement. Les divisions de la lèvre présentaient un écartement trop grand, et lorsque l'os maxillaire fut scié, il ne restait plus de point d'appui pour soutenir les emplâtres agglutinatifs et le bandage unissant. Le bandage le mieux fait et le plus méthodiquement appliqué se relâche, ne peut s'opposer à l'extrême mobilité des lèvres, et il ne réussira pas, parce que l'enfant est indocile, qu'il remue sans cesse : enfin, il doit être rejeté, parce que, avec lui, on ne peut obtenir une coaptation exacte des lèvres. Témoin Desault qui, après avoir employé le procédé de Louis, la réunion fut si peu exacte, que le tiers postérieur du bord gauche de la lèvre se réunit au tiers antérieur du bord droit. Un but non moins important, c'est de maintenir les parties dans un contact si parfait, de manière qu'après la guérison il ne reste qu'une simple cicatrice linéaire, que l'on ne peut obtenir qu'au moyen de la suture, secondée de l'application du bandage unissant. Un chirurgien a conseillé, lorsqu'il s'agit de mettre un bandage unissant sur un sujet privé de dents incisives, de se créer un point d'appui sur une plaque de métal convenablement disposée et placée sur le bord alvéolaire. Ce procédé est plus aisé à dire qu'à mettre à exécution.

La suture pratiquée avec des fils passés dans les bords de la division des lèvres, doit être également rejetée, en ce qu'elle ne les maintiendrait pas assez solidement et que les fils couperaient trop tôt les chairs.

C'est seulement au moyen d'aiguilles enfoncées dans l'épaisseur de la lèvre, qu'on peut espérer de réunir hermétiquement les bords de la division et sans avoir besoin d'un point d'appui. Leur introduction n'est pas aussi douloureuse que Louis le pensait. On joint avec avantage à la suture le bandage unissant et les compresses épaisses placées sur les joues, dans l'intention de les repousser en avant, de prévenir le tiraillement des muscles sur la suture et d'empêcher leur déchirement. Dans le cas où il existe un lobe moyen, ou un tubercule qu'on a été forcé d'enlever, la suture est encore plus indispensable. Il y a si peu de prise alors, que l'on ne réussirait pas sans l'emploi des aiguilles. Enfin, c'est une chose jugée, et cela depuis plus de cinquante ans; les succès constants ont justifié la pratique de tous les chirurgiens qui se servent de ce moyen pour réunir immédiatement, solidement et avec régularité, les plaies des lèvres, ou congéniales ou accidentelles.

Le choix de la matière et la manière de construire les aiguilles a encore occupé les praticiens, qui ont eu à ce sujet des discussions assez puériles. Les anciens les fabriquaient en acier, les modernes les imitent ; seulement à une aiguille d'or ils y adaptent une pointe d'acier. Autant vaut qu'elle soit de ce dernier métal dans sa totalité. Je me sers tout simplement de fortes aiguilles d'acier dont j'ai fait brûler la pointe à la flamme d'une bougie, afin qu'elle ne se brise pas en pénétrant dans les chairs et je leur établis une tête avec de la cire à cacheter. Que la pointe soit ronde ou plate, cela est fort indifférent. On ne doit pas craindre que la rouille les empêche d'être extraites avec facilité.

En séjournant quelques jours dans les tissus, leur ouverture s'agrandit, au point qu'elles tomberaient d'elles-mêmes si elles n'étaient pas assujetties par les fils cirés qui les enlacent. Il faut les placer d'une manière convenable, rapprocher les parties avec exactitude, le tout aidé du bandage. Que la pointe soit bien acérée, et leur longueur ainsi que leur grosseur proportionnées au volume de la lèvre et à la force des muscles, voilà tout le secret d'obtenir un bon résultat de l'emploi des aiguilles. Lorsqu'elles sont placées, on applique le bandage perfectionné par Louis, afin de seconder l'action de la suture, d'empêcher les tissus de trop s'étendre et de se déchirer sur les aiguilles. On doit préférer le bandage de Louis ou celui de Desault, au serre-tête de Verduc et aux pinces à agrafes de Valentin. Les aiguilles doivent rester d'autant plus de temps à demeure, que le sujet est plus indocile, qu'il fait tout ce qui tend à écarter les bords de la division, tirailler les lèvres sur ces instruments, et que l'écartement est plus prononcé.

La suture entortillée et la suture entrecoupée sont employées l'une et l'autre comme moyen de réunion dans le bec-de-lièvre. La première réunit plus de force et moins de précision dans l'opposition des bords; le contraire a lieu pour la seconde. Mais la suture entortillée a un avantage: c'est de former à la lèvre le petit bout qu'elle présente dans l'état naturel à sa partie moyenne inférieure.

Je ne pense pas qu'il soit nécessaire d'appliquer pendant quelques jours avant l'opération des emplâtres agglutinatifs et le bandage unissant, afin d'habituer les parties à l'état de gêne qu'elles doivent éprouver plus tard. Ce serait, à mon avis, prolonger cet état de gêne; et chez les enfants, il faut abréger autant que possible les souffrances si légères qu'elles soient.

J'ai cru devoir entrer dans ces détails théoriques avant de décrire le procédé opératoire. De cette manière, ce que je vais avoir à dire sera simplifié, et je ne serai pas arrêté à chaque pas pour discuter ce qu'il convenait de faire ou de ne pas faire.

L'appareil d'instruments nécessaires à cette opération comprend : 1° un bistouri droit ordinaire très aigu; 2° un bistouri plus fort et moins affilé; 3° une scie de 4 à 6 pouces de longueur, dont la lame est faite avec un ressort de montre, bien trempé, à dents très rapprochées, et pouvant diviser de l'acier; 4° des ciseaux droits, construits selon les règles que nous avons établies plus haut, tels que ceux de Dubois; 5° cinq à six aiguilles d'un pouce de longueur, bien pointues, construites en acier, et terminées par une tête en cire à cacheter; 6° enfin, un ruban d'un double fil ciré.

L'appareil de pansement se compose : 1° de deux compresses étroites et minces, dont la longueur égale la hauteur de la lèvre, et destinées à être mises sous les pointes et sous les têtes des aiguilles; 2° d'une bande étroite, de deux à trois aunes de longueur ; 3° de deux compresses, qui seront d'autant plus épaisses que les joues sont plus creuses.

Le 29 octobre 1837, assisté de M. Guillaume, docteur en médecine, et de M. Paturet, candidat au doctorat, je procède à l'opération ainsi qu'il suit : l'enfant est assis sur les genoux d'un aide qui le maintient solidement la tête appuyée sur sa poitrine, et les deux mains fixées sur le front; un autre aide placé à sa gauche, lui contient le bassin et les jambes. La tête du patient est un peu inclinée en arrière, afin d'être plus à ma portée. Placé un peu à sa droite et la main armée d'un bistouri droit, je détache les côtés de la lèvre du bord alvéolaire jusqu'au-dessus de l'angle supérieur de la division anormale. L'artère qui se porte du lobe moyen de la lèvre à la cloison du nez fournit beaucoup de sang; je ne crois pas devoir la lier. Je fais ensuite une incision en anse, partant de la droite, remontant et contournant la saillie des os que je me propose de retrancher; cette incision descend à gauche, et se termine comme elle a commencé, sur le bord alvéolaire. J'ai soin qu'elle entame jusque sur l'os. Je saisis la scie, et je la porte sur la partie supérieure de la saillie osseuse; je la fais agir à longs traits, sans trop presser, en cherchant à éviter les saccades qui pourraient ébranler le cerveau. Ces os présentent une dureté remarquable en raison des dents qui y sont implantées ; aussi la résection en fut-elle assez longue. Lorsque je présume qu'elle est sur le point d'être terminée, je presse sur l'os, j'en constate la mobilité, un dernier coup de scie achève de le détacher du corps de la mâchoire. Un bistouri droit, à tranchant solide, sépare cette saillie de la membrane palatine en le faisant agir de haut en bas et d'un seul coup, ayant l'attention que le tranchant rase l'os et ménage les parties molles. Une grande quantité de sang s'écoule dans la bouche et suffoque l'enfant; j'incline sa tête en avant, et je l'engage à le cracher, ce qu'il exécute avec beaucoup de difficulté en raison de sa difformité. Dans le premier temps de l'opération, j'ai ménagé la saillie osseuse, afin de n'y pas faire une trop grande perte de substance, et par là éviter la dépression de la face.

Ensuite, je saisis et tends avec le pouce et l'indicateur de la main gauche le bord gauche d'une des divisions de la lèvre; je porte sur cette partie la lame des ciseaux que je tiens de la main droite, et je la divise d'un seul coup jusqu'au-dessus de l'angle supérieur du bec-de-lièvre. La portion droite de la lèvre est tendue de la même manière avec la main gauche, qui n'en laisse dépasser que ce qu'il faut retrancher, et la résection y est pratiquée aussi promptement. Je dirige les incisions de manière à ce qu'elles emportent tout le rouge de la lèvre, et qu'elles se réunissent en haut à angle aigu sans rien laisser subsister de l'angle qui forme la division anormale. Les bords de la séparation de droite ayant été retranchés les premiers, je passe à la seconde fente à gauche, et la manœuvre opératoire est la même que pour le côté opposé. L'aide situé derrière l'enfant pousse les joues en avant et rapproche les tissus. Je reprends avec la main gauche le bord droit de la séparation de droite, et après l'avoir tiré en bas j'y enfonce, à trois lignes de la plaie et à une ligne au-dessus de la limite de la peau de la lèvre, une aiguille que je tiens avec l'autre main comme une plume à écrire, et dont je dirige la pointe de dehors en dedans sur un point horisontal, de manière à la faire sortir entre le quart postérieur et les trois quarts antérieurs de l'épaisseur de la lèvre, à une ligne et demie au-dessus du point de son entrée. Le bord gauche du bec-de-lièvre est saisi et placé près de l'autre, et j'y enfonce la pointe de l'aiguille que je n'ai pas abandonnée en en relevant le talon, afin de lui faire parcourir le même trajet, mais en sens inverse de la première fois; enfin la pointe sort exactement à la même hauteur du bord de la lèvre que le point de son insertion. Il résulte de cette manière de planter l'aiguille inférieure que la ligne courbe qu'elle a parcourue, dont la convexité est en haut, ramène en bas le lobe moyen, ce qui était essentiel pour lui donner la même hauteur que les bords latéraux, le lobe moyen étant plus court que les parties latérales. Une seconde aiguille est placée à trois lignes au-dessus de la première, et une troisième à la même distance au-dessus de la seconde, dans l'endroit où la division de la lèvre se perd dans l'ouverture droite du nez. Le bec-de-lièvre gauche est traversé en sens inverse par deux aiguilles, une inférieure et l'autre supérieure. La troisième n'était pas nécessaire, la fente ne pénétrant pas dans le nez comme à droite. Lorsque les aiguilles sont placées, les bords des divisions ne sont pas encore en contact, et il fallait y joindre une anse de fil ciré, dont les extrémités, ramenées en bas entre les téguments et les bouts de l'aiguille inférieure, puis croisés par elle, sont reportés en haut et recommencent plusieurs fois le même trajet en formant un huit de chiffre sur les bords rapprochés des lèvres et autour de l'aiguille. La réunion étant complète, les extrémités du fil sont croisées dans l'intervalle de la première à la seconde aiguille et portées sur cette dernière, autour de laquelle on les entrelace encore. Enfin, après les avoir conduits sur la troisième, et de là sur les aiguilles qui réunissent le côté gauche de la division, les bouts de fil qui n'ont pu être employés sont coupés.

Ayant fait en sorte que la coaptation soit exacte, et que la portion postérieure de la lèvre soit aussi bien réunie que l'antérieure, je vis disparaître l'écoulement du sang qui s'échappait des artères coronaires labiales supérieures. La lèvre tendue par la suture s'applique sur les os maxillaires sciés, et l'hémorrhagie fournie par la branche de la cloison se tarit. Il était temps que cette cruelle opération fût achevée; l'enfant avait perdu beaucoup de sang ; une grande quantité de ce fluide remplissait sa bouche et bouchait le passage de l'air; l'asphyxie était imminente. Le pouls faible, la peau froide, indiquaient que la douleur physique avait anéanti sa vie. Je ne doute pas le moins du monde que si l'opération avait duré quatre minutes de plus, il n'eût péri avant qu'elle fût terminée, ce qui ne serait pas sans exemple. Jean-Louis Petit, Chopart, Bonnefoy, citent des exemples de malades que la douleur a tués pendant une opération chirurgicale.

Dès qu'il eut craché le sang qui était contenu dans sa bouche, je lavai les parties qui en étaient souillées, et je procédai au pansement qui consiste 1° à couper avec de forts ciseaux les pointes des aiguilles qui sont devenues trop longues en raison du rapprochement de la double division de la lèvre; 2° à placer de petits linges pliés en carré sous les pointes et les têtes des aiguilles, afin qu'elles ne froissent pas douloureusement la peau; 3° à mettre sur les joues, à la place des doigts de l'aide, les deux compresses épaisses destinées à cet usage; 4° enfin, à appliquer la bande sur la lèvre, la diriger sur les oreilles, la croiser sur l'occiput, en ramener les chefs à droite de la tête, et de là sur le front, où on les assujettit avec une épingle.

L'opération étant terminée, l'enfant est reporté dans son lit; sa peau est froide et bleuâtre, surtout à la face; il n'a presque plus de pouls; la douleur et la suffocation avaient amené ces phénomènes. Dès qu'il eut été réchauffé et qu'il eut bu un peu d'eau sucrée, il cracha une assez grande quantité de sang, mêlé, sur la fin, de salive; enfin, il demande à se lever au bout de deux heures, et il réclame des aliments. On lui donne quelques cuillerées d'une soupe bien légère, qu'il digère facilement. Quand on considère combien l'opération a été douloureuse et combien le système nerveux avait été ébranlé, il est étonnant de voir un calme si parfait renaître chez lui et en si peu de temps. Les deux ou trois jours suivants, il continue à cracher, mais des mucosités très abondantes avec absence de sang. Les mucosités proviennent de l'inflammation des glandes muqueuses et salivaires déterminée par la suite de l'opération. Son estomac, habitué à réclamer à chaque instant des aliments, ne peut supporter la diète; il mange dix à douze fois par jour des soupes maigres, des panades, des œufs, des fruits cuits, etc. Sa boisson est de l'eau sucrée, parfois un peu de vin étendu de beaucoup d'eau. Du reste, nulle apparence de fièvre, nul désordre organique. Il fut impossible de l'empêcher de remuer et de parler; je devais m'y attendre en le voyant si vif, si pétulant et d'un caractère si décidé. C'est en raison de ce caractère que je me suis décidé à l'opérer. Je ne crois pas qu'un sujet d'un tempérament opposé eût pu résister à la douleur d'une opération aussi longue. Du moment où il fut mis sur les genoux de l'aide jusqu'à celui où on le posa sur son lit, il s'écoula treize minutes et demie.

Dès le lendemain de l'opération, sa parole devint plus distincte, surtout pour la prononciation des consonnes labiales. La sputation put être exécutée vers le cinquième jour, et il cessa de baver depuis ce temps.

Le 3 novembre, j'enlève la bande et les compresses qui recouvrent la lèvre; je dégage les deux aiguilles supérieures en leur faisant exécuter un mouvement de rotation. J'ai soin de soutenir avec les doigts les tissus réunis, afin d'éviter leur écartement. Une bandelette de diachylum gommé remplace les aiguilles, et les fils restent en place. Une petite compresse et le bandage sont réappliqués.

Le 6, les trois dernières aiguilles sont ôtées, et le pansement est le même. Les bandelettes sont encore continuées pendant 7 à 8 jours. Les plaies qui résultent du passage des aiguilles fournissent un peu de suppuration jusque vers le 18; je les couvre d'un petit plumaceau de charpie hachée.

Il est à remarquer que le lobe moyen, qui paraissait étroit lorsqu'il était couché et collé à la saillie des os incisifs, se développe, s'accroît de jour en jour en raison de la traction que les parties latérales des lèvres exercent continuellement sur lui : ce qui contribue beaucoup à diminuer la difformité qui vient de disparaître pour jamais. La figure de l'enfant a une tout autre expression ; le rire et le parler n'occasionnent plus autant de mouvements désordonnés et irréguliers dans les muscles de la face. Le nez, qui était dévié à gauche, a repris sa rectitude naturelle. Toutefois, il n'est pas encore aujourd'hui ce qu'il deviendra par la suite. Les deux côtés du bec-de-lièvre ayant été réunis en même temps, les cicatrices en sont régulières, linéaires, et il n'existe de tiraillements des lèvres ni à droite ni à gauche. La portion d'os qui est sciée ne s'aperçoit pas en dehors le moins du monde ; elle est adhérente à la lèvre qui la recouvre de son lobe moyen. Cette cicatrisation a été immédiate et sans suppuration.

La saillie osseuse dont la résection a été faite présente six lignes de hauteur dans l'endroit où la scie l'a séparée du corps des os maxillaires ; sa proéminence en avant, dépassant le niveau de l'arcade dentaire, est également de six lignes. Les dents à leur extrémité sont écartées de neuf lignes.

Cette opération a été couronnée du plus heureux succès, et n'a été traversée d'aucun accident. J'avais cependant à lutter contre les dangers d'une longue opération, contre la douleur, et surtout contre l'indocilité d'un enfant très remuant. Je publie cette observation pour que d'autres chirurgiens fassent comme moi en pareille circonstance, et parce que je crois être utile ; tel est mon seul but.

Je dois à l'assistance éclairée de M. le docteur Guillaume, mon estimable confrère, et à la fermeté de M. Paturet, d'avoir pu opérer avec rapidité : condition essentielle sans laquelle le résultat eût sans doute été funeste. Je les prie tous deux de recevoir mes remerciements.

Ce n'était pas assez d'avoir fait disparaître une aussi hideuse difformité, il fallait encore remédier à l'écartement des os qui forment la voûte palatine, ainsi qu'aux conséquences de cet écartement, qui sont de nuire au premier acte digestif et à la prononciation. La vie de l'enfant dépendait de ce que la mastication et l'insalivation se fissent bien afin de le sortir de ce chétif état. En effet, il a à peine aujourd'hui le développement et la taille d'un sujet de quatre ans. Un obturateur artistement confectionné et bien fixé devait remplir cette dernière indication.

On a donné le nom d'obturateur à un instrument qui ferme les trous qu'une plaie ou qu'une maladie ont faits aux parois d'une cavité ou à une cloison qui sépare deux cavités l'une de l'autre. Telle est la définition communément adoptée ; elle ne renferme pas ce qui convient à notre sujet ; il ne s'agit ici ni d'une plaie ni d'une maladie qui auraient perforé la voûte du palais, mais d'un vice de conformation, d'un défaut de rapprochement des os. J'aime donc mieux appeler obturateur, un instrument destiné à boucher les ouvertures ou séparations anormales de deux cavités qui, dans l'état naturel, doivent être séparées par une cloison.

Les obturateurs destinés à boucher des ouvertures plus ou moins rondes, mais généralement petites, faites par une balle qui aura perforé la voûte palatine ou occasionnées par la carie résultant de la syphilis, sont faciles à construire et à fixer. On en trouve la description dans quelques ouvrages sur les maladies des dents; ce n'est pas ceux-là dont je veux parler. Je me renfermerai dans mon sujet et je dirai comment je suis parvenu à boucher un écartement considérable du palais, à remplacer la luette.

Les premiers obturateurs dont on fit usage furent d'abord bien simples, ils se composaient d'éponge, de coton, de liége, de cire, etc. Alexandre Petronius, dans son traité *de Morbo gallico*, imprimé en 1565, est l'auteur qui ait le premier fait mention des obturateurs. « Si l'os du palais carié tombe de lui-même, dit-il, ou si l'on en fait l'extraction, la prononciation est altérée au point que le malade ne peut plus se faire entendre; mais il est possible, dans certaines circonstances, de réparer cette perte: par exemple, quand il n'y a qu'un trou au palais, on peut le boucher avec du coton, avec de la cire, avec une plaque d'or ou de tout autre manière que le génie suggérera à l'artiste, ayant soin de donner à ces instruments la même forme concave qu'à la voûte palatine. »

Peu d'années après, Ambroise Paré décrivit et fit graver deux obturateurs de métal qui furent pendant long-temps les seuls qu'on employa. Scultet, Garangeot, Heister, ne font mention que de l'obturateur à éponge. Fauchard inventa les obturateurs à ailes latérales, dont une est fixe et l'autre douée d'un mouvement d'élévation et d'abaissement. Enfin, ces instruments furent perfectionnés et des changements utiles y furent apportés par Dubois, Foucou, F. Maury, Miel, Codan, etc., la plupart chirurgiens dentistes. Dès lors on vit successivement paraître les obturateurs à éponge, à branches métalliques, à boutons, à verroux, à ailes mobiles, les obturateurs dentaires. Nous allons parler des principaux d'entre eux avant d'arriver à la description de celui qui a été confectionné pour le cas particulier observé chez Alexis Lombard.

L'obturateur à éponge se compose d'une plaque adaptée à la disposition du voile du palais, c'est-à-dire concave en dessous et convexe en dessus. Au centre de la partie convexe ou nasale de cette plaque, est soudé un cercle de métal pareil à celui de la plaque, argent, or ou platine; ce cercle est percé de trous pour laisser passer un fil de soie destiné à fixer un morceau d'éponge qui doit pénétrer dans les fosses nasales, s'y fixer en se gonflant par l'humidité et consolider la plaque obturatrice. Cet obturateur a l'inconvénient d'écarter et de presser les os qui ont une tendance à se rapprocher, vice radical dans le cas dont il s'agit ici ; de boucher en partie les fosses nasales; d'être retiré avec difficulté ; de donner un goût et une odeur désagréables lorsque l'éponge a séjourné trop long-temps et qu'elle est imbibée du mucus des fosses nasales qui la décompose et la putréfie. L'usage de l'obturateur à éponge est entièrement abandonné aujourd'hui.

Lorsqu'on eut reconnu que les ouvertures de la voûte palatine pouvaient se resserrer avec le temps pourvu qu'un corps étranger ne s'y opposât point, on supprima l'éponge qui avait ce désavantage et l'on plaça au-devant de la fente une plaque métallique portant à droite et à gauche une branche de métal destinée à être fixée sur les dents voisines par des ligatures, des crochets ou des ressorts. Cet obturateur à branches n'est pas solide et ne peut surtout être appliqué lorsqu'il y a absence de dents.

L'obturateur à ailes mobiles est appelé aussi par les artistes obturateur mécanique. Il est composé de la plaque qui bouche l'ouverture de la voûte palatine, d'une tige à canon de la longueur de quatre à six lignes fendue sur ses côtés, percée dans son milieu et soudée sur la face supérieure de la grande plaque ; de deux ailes minces de plusieurs lignes de largeur, de forme ovale et articulées par charnière sur la plaque à la base de la tige; d'une vis de rappel avec un pivot carré sur la face palatine, allongée de plusieurs lignes du côté des fosses nasales; d'un écrou à deux saillies latérales; d'une clef de montre. L'écrou, en s'élevant par le mouvement de la vis de gauche à droite, permet aux ailes de prendre la direction verticale pour pouvoir l'introduire par la fente que l'on doit boucher, et en tournant la vis en sens inverse, l'écrou descend et presse les ailes sur les parties latérales du plancher nasal, de manière à fixer solidement l'obturateur.

L'obturateur le plus ingénieusement construit est celui qui est décrit dans le traité complet de l'Art du dentiste, par P. Maury, dentiste de l'Ecole royale Polytechnique. Je vais le transcrire en entier. Il est composé 1° d'une tige et de quatre bouts de charnière formant un carré long, lesquels sont soudés à la plaque supérieure de l'obturateur; 2° de deux petites plaques ovales également munies d'une portion de charnière s'articulant avec les précédentes à l'aide d'une goupille, et à l'une des extrémités desquelles est soudé par ses deux bouts un fil de métal rond ayant la forme d'une anse; 3° d'une autre petite plaque métallique d'une demi-ligne d'épaisseur sur cinq ou six de long, et une et demie de large, laquelle est percée de deux trous, à droite et à gauche desquels on a soudé un bout de fil formant crochet; ces trous n'ont pas le même diamètre : le premier, assez étroit, donne passage à la tige soudée à l'obturateur ; le second, beaucoup plus large et taraudé, reçoit une vis de six à huit lignes de long, ayant une tête taillée en croix. A une ligne de cette tête de vis que traverse une goupille, commence seulement ce qu'on nomme communément le pas de vis : cette vis, qui passe dans toute l'épaisseur de l'obturateur, va se visser au taraud de la plaque à crochets. A l'aide d'un petit tourne-vis, on fixe la vis dans le taraud de cette plaque dont on a fait entrer les crochets dans chacune des anses des plaques à charnières, que l'on peut alors élever ou abaisser à volonté, suivant que l'on tourne ou détourne la vis. La tige droite et fixe dont nous avons parlé, servant de repaire à la plaque à crochets, l'empêche de se mouvoir de droite à gauche.

On a soin de placer deux petits écrous aux extrémités de la tige et de la vis pour que la plaque à chrochets ne s'en détache pas tout-à-fait, si par hasard on détournait trop la vis : toutes ces pièces réunies constituent l'obturateur à ailes mobiles ; obturateur que son mode ingénieux de construction permet d'appliquer exactement sur la voûte palatine.

Un obturateur se compose donc de deux parties : une plaque large, obstruante, et une ou deux ailes destinées à fixer la plaque sur le plancher des fosses nasales. On a imaginé de garnir les ailes avec de l'éponge ou du chamois, afin d'en rendre le contact plus doux que le métal sur la muqueuse nasale. On y a renoncé. La garniture des ailes se corrompt et exhale une mauvaise odeur qui force, plus tard, à les dépouiller de cette enveloppe.

Les ailes à jour, composées de fil de métal pour être moins susceptibles de glisser sur le plancher des fosses nasales, ont un inconvénient. Dans ces ailes à jour, se développent les vaisseaux subjacents en raison de l'irritation amenée par le contact d'un corps dur sur une membrane mince et sensible, ce qui rend difficile l'enlèvement de l'instrument pour le nettoyer. On y remédie en ajoutant une plaque mince soudée sur les ailes.

Lorsque la luette manque ou est divisée complétement avec trop d'écartement pour permettre d'y pratiquer l'opération de la staphyloraphie, on doit ajouter à ce palais artificiel une pièce mobile située à sa partie postérieure. Cette pièce mobile a l'avantage de diriger le bol alimentaire dans le pharynx lors de la déglutition, de s'opposer à son passage dans les fosses nasales, et de modifier l'air dans l'émission des sons. Une précaution à prendre, c'est qu'elle ne descende pas trop bas sur la langue, de manière à l'irriter, surtout lorsque cet organe se porte en haut dans l'acte de la déglutition.

Enfin, quel que soit le mécanisme que l'on emploie pour fixer l'obturateur, il ne faut pas que le moindre obstacle soit apporté au resserrement de la voûte palatine, qui doit se faire naturellement. A l'âge d'Alexis, deux années peut-être suffiront pour effacer l'écartement du palais. Si une pression latérale était exercée sur ces os, il ne serait plus possible d'espérer que ce vice de conformation pût s'effacer. Dans un cas observé par Gérard, cette fente, qui n'avait pas moins d'un doigt de large, était fermée au bout de deux ans. M. Roux parle d'un enfant âgé de trois ans, chez lequel un pareil écartement laissait à peine quelques traces vers la fin du cinquième mois.

Ainsi que M. Velpeau l'observe dans ses Nouveaux Éléments de médecine opératoire, la pression modérée, mais régulière et constante, que la lèvre, dont la continuité vient d'être établie, exerce sur toute la surface externe des os, est la cause unique de ce phénomène vraiment remarquable. Néanmoins, s'il tardait trop à s'effectuer, soit en raison de l'ancienneté du mal, soit à cause du vide considérable que les deux os maxillaires laissent entre eux, il ne voit pas pourquoi on ne chercherait pas à le favoriser au moyen de bandages compressifs appliqués sur les joues, etc.

Je dirai encore que la face palatine de l'obturateur doit être concave sans que cette concavité soit trop prononcée. Il en résulterait alors que le bol alimentaire, pressé par la langue, se perdrait en partie dans la concavité, ce qui rendrait la déglutition lente et incomplète.

Plusieurs métaux ont été employés pour confectionner ces plaques. L'argent s'oxide facilement et promptement en raison de la présence continuelle du mucus nasal et de la salive. L'argent doré a bientôt le même inconvénient. L'enduit doré est usé bien vite par le frottement de la langue, le passage de l'air et les aliments. L'or est très cher. Le platine est de tous les métaux celui qui convient le mieux, surtout depuis qu'on a trouvé le moyen de le rendre flexible

Je ne pense pas que des détails mécaniques sur la manière de construire les obturateurs soient inutiles pour les praticiens. A Paris, il est vrai, des artistes habiles les confectionnent d'après les indications que les médecins leur fournissent. En province, on n'a pas les mêmes ressources ; il faut faire exécuter sous ses yeux les instruments dont on a besoin pour des cas particuliers, comme quand il s'en rencontre un semblable à celui que je publie.

La première chose à faire lorsque l'on veut faire construire un obturateur, c'est de prendre l'empreinte de la voûte du palais, afin que la plaque s'y adapte avec la plus grande précision ; sans quoi les aliments s'introduiraient entre le palais et l'obturateur, pénétreraient dans les fosses nasales. D'un autre côté, si la plaque ne porte pas sur toute la surface palatine, elle irrite où elle pose trop, et donne du vide où elle ne pose pas assez. Ajoutez à cela qu'elle n'est pas solide. Afin de prendre une empreinte bien exacte de la fente du palais, je me suis servi de la cire à mouler qui est un composé de cire et de térébenthine; mais elle se ramollit trop facilement et se déforme de même. La cire blanche ou jaune n'est pas assez dure. D'après le conseil de M. F. Maury (ouvrage déjà cité), je me suis servi, avec le plus grand avantage, d'une pâte composée des substances suivantes :

Cire blanche	une once et demie.
Blanc de plomb	un gros.
Axonge	un demi-gros.

On fait fondre la cire lentement ou au bain de sable, on y ajoute ensuite l'axonge; et pour que le blanc de plomb, qui est très lourd, puisse bien s'y incorporer, on remue le mélange jusqu'à ce qu'il se fige.

Ce composé se durcit promptement, principalement lorsqu'on le jette dans l'eau froide. Avant d'en faire usage je le plongeai dans de l'eau chaude où il s'y ramollit; dans cet état, j'en présentai à la fente palatine un morceau préparé d'avance, ayant à peu de chose près la longueur et la largeur de l'empreinte que je voulais prendre. Je l'y appliquai assez fortement pour s'y mouler, puis je le retirai. J'obtins l'empreinte la plus fidèle que je devais donner à la plaque de l'obturateur, et c'est sur cette empreinte que je la fis fabriquer. La longueur de la plaque est d'un pouce dix lignes et sa largeur de huit lignes; je lui fis donner une ligne de plus sur chaque côté, afin qu'elle ne s'introduisît pas dans les fosses nasales et qu'elle eût un point d'appui suffisant pour être solidement maintenue. A sa partie postérieure ou en arrière, j'y adaptai une luette en forme de cœur, de deux lignes et demie de hauteur sur quatre de largeur à sa base. C'est par cette dernière face qu'elle s'articule à l'extrémité postérieure de l'obturateur, au moyen de trois bouts de charnière, dont deux latérales font partie de la plaque et une moyenne qui tient à la luette. Cet appendice est construit et articulé de manière à se diriger verticalement; il peut se porter en arrière, poussé dans cette direction par la colonne d'air qui sort des poumons et par le bol alimentaire lors de son passage de la bouche dans le pharynx.

J'avais essayé, pour fixer la plaque obturatrice dans les fosses nasales, le mécanisme des obturateurs à ailes mobiles. Mais ces ailes ne purent tourner et se placer ensuite transversalement, par la raison que les cornets du nez, irrégulièrement conformés, venaient s'abattre sur le plancher des fosses nasales, celui de droite en arrière et celui de gauche en avant, sans laisser le moindre espace pour permettre aux ailes de l'obturateur de se placer transversalement.

J'essayai des ressorts de montre qui devaient se déployer de bas en haut, s'accrocher sur le plancher nasal, afin de fixer l'obturateur; le tout en vain.

Enfin, après bien des tentatives, j'imaginai et je fis construire sous mes yeux l'obturateur que je vais décrire, dont le mécanisme est basé sur celui des obturateurs à ailes mobiles.

A huit lignes de l'extrémité antérieure et à droite de la plaque, on perce un trou; à un pouce de l'extrémité antérieure et à gauche, on perce un second trou, tous deux distants de trois lignes du bord latéral de l'obturateur. Chacun de ces trous est destiné à donner passage à une tige de sept lignes de longueur, terminée en haut et jusqu'à sa partie moyenne par un pas de vis. A son extrémité buccale, cette tige supporte une tête séparée par une rainure, de manière à y introduire un tourne-vis, pour pouvoir la faire tourner à volonté. Pour qu'elle ne dévie pas et qu'elle se dirige bien verticalement, j'ai fait souder presque sur la ligne médiane de la plaque un morceau de métal de trois lignes de hauteur; après que la vis l'a traversé, elle y est fixée par une goupille, qui l'empêche de tomber dans la bouche. Deux ailes d'une ligne et demie d'épaisseur et ayant quatre lignes de diamètre s'engagent dans le pas de vis de la tige mobile. Une autre tige fixe soudée près des ailes les empêche de se mouvoir de droite à gauche.

Pour appliquer l'obturateur, on place les ailes dans le sens de la longueur de la plaque et on présente cet instrument à la fente palatine, dans la position la plus convenable pour s'adapter parfaitement à la forme du palais. On le maintient avec le doigt indicateur de la main gauche; les autres doigts refoulent la langue en bas. La main droite, armée du tourne-vis, l'engage dans la rainure de la tête de la vis, lui fait faire un demi-tour de droite à gauche. L'aile change de position, se dirige transversalement et s'applique sur le plancher des fosses nasales. Elle ne pent reprendre sa première position, empêchée qu'elle est par la tige fixe contre laquelle elle s'arrête. Si l'on juge que l'instrument n'est pas assez solidement fixé, on continue de tourner la vis, toujours de droite à gauche; alors l'aile descend sur le pas de vis, se rapproche de la plaque obturatrice, et serre la cloison du palais, comme si elle était prise dans un étau. La seconde aile est maintenue de la même manière.

Craignant que les ailes n'abandonnent leur direction transversale, ou qu'elles ne soient pas assez serrées, qu'enfin l'obturateur ne tombe dans la bouche, je fis attacher un fil d'argent brûlé au feu, afin qu'il ne soit pas cassant, à l'extrémité antérieure de la plaque. Je tortillai ce fil autour du collet de la dent canine du côté droit, la seule qui existe.

Cet instrument se trouve solidement fixé et il peut l'être encore davantage en tournant les vis de droite à gauche; comme aussi on peut le dégager en les tournant de gauche à droite. Les deux ailes ont d'autant plus de point d'appui, que l'une est située en avant et l'autre en arrière de la plaque. Je dirai encore que la cloison moyenne des fosses nasales, descendant presque au niveau de la séparation du palais, il n'était pas possible de se servir de l'obturateur à ailes mobiles construit selon les règles ordinaires, parce que la tige moyenne aurait été heurter la cloison du nez. Celui que je viens de décrire réunit toutes les conditions voulues pour pouvoir être appliqué et maintenu d'une manière solide.

Le premier jour que l'obturateur fut mis en place, il survint du gonflement à la muqueuse nasale; le lendemain ce symptôme avait disparu, et il fallut resserrer les ailes mobiles.

La résection de la saillie osseuse a entraîné avec elle la perte des quatre dents incisives supérieures; je me propose d'y remédier au moyen de l'obturateur dentier, en prolongeant la plaque jusqu'au niveau du bord alvéolaire, sur lequel viendront s'adapter des dents artificielles. Les bouts recourbés du prolongement antérieur de l'obturateur s'accrocheront aux dents naturelles les plus voisines, au moyen de crochets en or.

L'obturateur dont je viens de donner la description a été appliqué un mois après que l'opération du bec-de-lièvre a été pratiquée.

J'avais tracé le dessin de la difformité d'Alexis, telle qu'elle existait avant d'être opérée, et je me proposais de le joindre à ce mémoire. Les proportions des fentes et celles de la saillie osseuse étaient prises et rendues aussi exactement que possible. Mais ce dessin rendait la difformité si fort au-dessous de la vérité, surtout lorsqu'il parlait, riait, s'animait, ou qu'il ouvrait la bouche, que j'ai cru devoir renoncer de donner une idée de ce vice de conformation au moyen d'une gravure.

Ayant le sentiment de sa propre infirmité, éprouvant la difficulté de rendre ses pensées, honteux des railleries et de l'horreur qu'il inspirait à ses camarades, il manifesta le plus grand désir d'en être débarrassé. Malgré la douleur inséparable d'une semblable opération, douleur que je lui fis ressentir au plus haut degré, il me témoigne de l'attachement et semble reconnaître ce qu'il me doit pour l'avoir rendu à une nouvelle existence : ce qui prouve chez lui un discernement bien précoce.

Je partage vivement le bonheur qu'éprouvent aujourd'hui les parents de cet enfant, et cette satisfaction est bien douce pour mon cœur.

FIN.

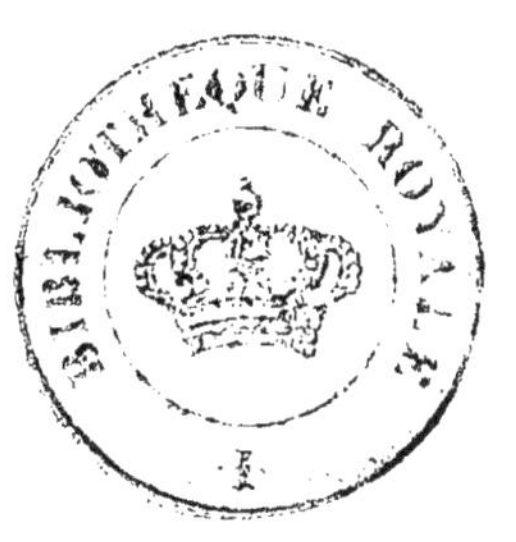
BIBLIOTHEQUE ROYALE

www.ingramcontent.com/pod-product-compliance
Ingram Content Group UK Ltd.
Pitfield, Milton Keynes, MK11 3LW, UK
UKHW020325220726
13923UKWH00003B/1364

9 782014 438956